33 Rezepte gegen Prostatakrebs, die dir helfen werden den Krebs zu bekämpfen, deine Energie zu erhöhen und dich besser zu fühlen:

Die einfache Lösung zu deinen Krebsproblemen

Von

Joe Correa CSN

COPYRIGHT

Diese Veröffentlichung dient dazu fehlerfreie und zuverlässige Informationen zu dem auf dem Cover abgedruckten Thema zu liefern. Es wird mit der Einstellung verkauft, dass weder der Autor noch der Herausgeber befähigt sind, medizinische Ratschläge zu erteilen. Wenn medizinischer Rat oder Beistand notwendig sind, konsultieren Sie einen Arzt. Dieses Buch ist als Ratgeber konzipiert und sollte in keinster Weise zum Nachteil Ihrer Gesundheit gereichen. Konsultieren Sie einen Arzt, bevor Sie mit diesen Ernährungsplan beginnen, um zu gewährleisten, dass er das Richtige für Sie sind.

DANKSAGUNG

Dieses Buch ist meinen Freunden und meiner Familie gewidmet, die leichtere oder ernstere Krankheiten hatten. Sie sollen eine Lösung für Ihre Probleme finden und die erforderlichen Veränderungen in Ihrem Leben einleiten

33 Rezepte gegen Prostatakrebs, die dir helfen werden den Krebs zu bekämpfen, deine Energie zu erhöhen und dich besser zu fühlen:

Die einfache Lösung zu deinen Krebsproblemen

Von

Joe Correa CSN

INHALT

ÜBER DEN AUTOR

Nach Jahren der Nachforschung glaube ich ernsthaft an die positiven Auswirkungen, die Ernährung auf Körper und Geist haben kann. Mein Wissen und meine Erfahrung hat mir geholfen, gesünder über die Jahre zu kommen und an meine Familie und Freunde weiterzugeben. Je mehr du über gesundes Essen und Trinken weißt, desto schneller willst du deine Lebens- und Essensgewohnheiten ändern.

Ernährung ist ein wichtiger Bestandteil von einem gesunden und langen Leben. Also fang heute damit an. Der erste Schritt ist immer der wichtigste und bedeutendste.

EINLEITUNH

33 Rezepte gegen Prostatakrebs, die dir helfen werden den Krebs zu bekämpfen, deine Energie zu erhöhen und dich besser zu fühlen: Die einfache Lösung zu deinen Krebsproblemen

Von Joe Correa CSN

Krebs ist im Allgemeinen bekannt al seine Krankheit, die zahlreiche Organe und andere Körperteile befällt. Er steigert das anormale Zellwachstum und verursacht dadurch die Ausbreitung eines Karzinoms in einem Prozess, der Metastasierung genannt wird. Obwohl es zahlreiche Behandlungsmöglichkeiten für Krebs gibt, sind diese sehr angreifend und töten auch gute Zellen. Prostatakrebs ist ein großes Problem für viele Männer in der heutigen Zeit.

Um Krebs zu verhindern ist es wichtig, einen Lebensstil zu entwickeln, der eine gesunde Ernährung und körperliche Bewegung miteinschließt. Wenn du dir bewusst bist, welches Essen du zu dir nimmst, stellt dies den ersten

Schritt zu einem gesünderen Leben dar. Achte darauf, welche Eigenschaften und welche Qualität dein Essen besitzt und bereite es auf eine Weise zu, die dir erlaubt den größtmöglichen Nutzen daraus zu ziehen. Der Zweck dieses Buches besteht darin, dir neue und bessere Arten der Ernährung mit unverarbeiteten Lebensmitteln aufzuzeigen. Dabei änderst du deine alten Essgewohnheiten in vielversprechende.

Gesünder zu essen kann leichter sein, wenn du weißt, welche Nahrungsmittel du kombinieren kannst und wie. Bewusster zu essen kann deinen Körper dahingehend beeinflussen, wie er Vitamine und Mineralien nutzt, um dein Immunsystem zu stärken und dich vor jeglichen Krankheiten zu bewahren. Nimm diese Rezepte in deinen täglichen Speiseplan auf und bekämpfe bzw. vermeide damit Prostatakrebs.

33 REZEPTE GEGEN PROSTATAKREBS, DIE DIR HELFEN WERDEN DEN KREBS ZU BEKÄMPFEN, DEINE ENERGIE ZU ERHÖHEN UND DICH BESSER ZU FÜHLEN: DIE EINFACHE LÖSUNG ZU DEINEN KREBSPROBLEMEN

1. LEINSAMEN-CRANBERRY BROT

Dieses leckere Brotrezept ist mehr als nur wunderbar und gesund. Es eignet sich dank seiner wichtigen Bestandteile im Leinsamen außerdem hervorragend für eine Krebs abwendende Ernährung. Leinsamen besitzen große Mengen an Lignan, die karzinogene Zellen blockieren und unterdrücken. Sie sind außerdem reich an Omega-3-Fettsäuren (genauso wie Walnüsse), die dich vor Darm-, Herz- und Prostatakrebs schützen.

Zutaten:

- ¼ Tasse Zitronensaft
- ¼ Tasse Canola-Öl
- ½ Tasse Honig
- 2 TL Vanille

- 1 Tasse Mandelmilch

- ½ Tasse gemahlene Leinsamen

- 2 Tassen Vollkorn

- 2 TL Backpulver

- 1 TL Backnatron

- ¾ Tasse getrocknete oder gefrorene Cranberries

- ½ Tassen Walnüsse, gehackt

Zubereitung:

- ✓ Heize den Backofen auf 180°C vor und fette eine Kastenform ein;

- ✓ Vermenge in einer mittelgroßen Schüssel Zitronensaft, Öl, Honig, Vanille und Mandelmilch;

- ✓ Füge die gemahlenen Leinsamen bei und trockne die Zutaten. Rühre sie um, bis sie gut vermengt sind;

- ✓ Gib die Cranberries und die Walnüsse dazu. Verteile den Teig in die vorbereitete Form.

- ✓ Backe ihn 40 Minuten, bis er goldbraun ist;

- ✓ Lass das Brot vor dem Anschneiden auskühlen.

2.   INGWER MAKRELE & GURKENSALAT

Dieses wunderbare Gericht bring den zauberhaften Geschmack der Kombination aus Ingwer und Gurke zur Geltung. Ingwer wirkt gegen Entzündungen und antioxidantisch, was die Fähigkeit zum Wachstum bei Tumorzellen vermindert. Gurke andererseits verfügt über Lignan, die nachweislich das Risiko an Gebärmutter- oder Prostatakrebs zu erkranken senken.

Zutaten:

- 2 Makrelenfilets
- 1 Zwiebel, gehackt
- 1 rote Paprika, gehackt
- 1 Zitronensaft
- Frischer Ingwer, gerieben
- 1 Knoblauchzehe, gehackt
- 3 EL Honig, getrennt 1-2
- 1 Gurke
- 2 EL getrocknete Wakame (Alge)
- 4 EL Reisessig

- 1 TL Sesamöl

- 1 EL Sesamsamen

- Salz und Pfeffer zum Abschmecken

Zubereitung:

✓ Reibe den Fisch mit Salz und Pfeffer ein;

✓ Bereite die Marinade vor, indem du den Zitronensaft, Ingwer und 1 EL Honig vermischst, über den Fisch gibst und ihn etwa 30 Minuten ruhen lässt;

✓ Schneide die Gurke in dünne Scheiben und streue Salz darüber, stelle sie 10 Minuten zur Seite;

✓ Rehydriere die Wakame, indem du sie nach Packungsanweisung in Wasser legst;

✓ Bereite das Dressing zu. Vermische dazu den Reisessig, das Sesamöl und den restlichen Honig;

✓ Heize in der Zwischenzeit den Grill vor und lege den Fisch mit der Hautseite nach oben in eine Auflaufform. Grille den Fisch 5 Minuten auf jeder Seite.

✓ Wasche und trockne die Gurke ab, um das Salz zu entfernen;

✓ Vermenge die Gurke und die Wakame. Streue Sesamsamen darüber;

✓ Serviere die Makrele mit Gurkensalat und löffle das Dressing darüber.

3.   GEFÜLLTE PAPRIKA

Mit diesem Gericht genießt du die Vergünstigungen von Bio-Paprika, Kurkuma, Knoblauch, Zwiebeln und Tomaten, die aller voller Vitamine und Inhaltsstoffen stecken, die dein System stärken und deinen Körper schützen. Kurkuma zum Beispiel stimuliert den Zelltod von Krebszellen und reduziert das Tumorwachstum. Tomaten sind reich an Lycopin, das ebenfalls das Wachstum von Prostatakrebszellen hemmt.

Zutaten:

- 2 bis 3 farbige Paprika
- 1 Tasse brauner Reis
- 1 TL Kümmel
- ½ TL Kurkuma
- 3 Tassen Wasser
- Halbe Aubergine, gehackt
- 1 Zucchini, gehackt
- 1 rote Zwiebel
- 1 Knoblauchzehen, zerdrückt

- 1 Tasse Bio-Tomatensauce

- 3 EL Olivenöl

- Salz und Pfeffer zum Abschmecken

Zubereitung:

✓ Heize den Backofen auf 190°C vor;

✓ Bereite die Paprika zu: Schneide den Deckel ab und entferne die Kerne, reibe die Innenflächen mit Salz und Pfeffer ein;

✓ Bringe in einem Kochtopf Wasser zum Kochen, gib Reis, Kümmel, Kurkuma und eine Prise Salz dazu. Koche alles etwa 12 bis 15 Minuten;

✓ Wasche, schäle und schneide die Aubergine, Zucchini und Zwiebeln in Scheiben;

✓ Brate in einem gefetteten Kochtopf das Gemüse an, bis es weich ist;

✓ Sobald der Reis fertig ist, gib ihn löffelweise zum Gemüse und rühre immer wieder um;

✓ Mische die Tomatensauce bei und verrühre alles;

✓ Löffle die Füllung in die vorbereitete Paprika, decke sie mit Folie ab und backe sie 20 Minuten;

✓ Entferne dann die Folie und backe sie weitere 3 bis 5 Minuten.

4.   HIMBEERSALAT

Dieser erfrischende Salat sorgt sich um deine Gesundheit. Nutze die Vorteile von Himbeeren, die Ellagsäure, Polyphenol und andere Inhaltsstoffe besitzen, die die Zerstörung von karzinogenen Stoffen fördern und die Gefäßneubildung einleiten.

Zutaten:

- 4 Tassen Romanasalat, geputzt
- 2 Tassen Kresse
- 2 Tassen Radicchio
- 2 Tassen Himbeeren
- ¼ Tasse Mandeln, gehackt
- 6 EL Bio-Granatapfelsaft
- 3 EL Olivenöl
- 3 EL Apfelessig
- 2 EL Honig
- Salz und Pfeffer zum Abschmecken

Zubereitung:

- ✓ Bereite die Vinaigrette zu, indem du den Granatapfelsaft, das Olivenöl, den Apfelessig, den Honig, Salz und Pfeffer vermischst. Stell ihn dann zur Seite;

- ✓ Wasche und trockne den Salat, die Kresse und den Radicchio, putze alles sorgfältig;

- ✓ Gib die grüne Mischung in eine große Schüssel und verteile die Vinaigrette darauf. Rühre alles gut um;

- ✓ Streue Mandeln darüber und serviere.

5. FRUCHTIGER MORGENSTARTER

Frühstück ist die wichtigste Mahlzeit am Tag, die dich mit der Energie versorgt, die du im Laufe des Tages benötigst um deinen Körper zu reinigen und deine Gesundheit wiederzubeleben. Die unglaublichen Eigenschaften dieser Zutaten verlangsamen und hemmen nachweislich die Krebsentwicklung in Darm-, Leber-, Brust- und Prostatazellen.

Zutaten:

- 1 reife Bananen, zerdrückt
- 1 Tasse Vollkorn
- ¾ Tasse Mandelmilch
- 1 Ei, leicht geschlagen
- 1 TL Backpulver
- 1 TL Backnatron
- 1 TL Salz
- 2 TL Vanille
- ¼ Tasse Walnüsse, gehackt

- Vorzugsweise frische Marmelade, frische Früchte oder Ahornsirup
- 1 Tasse heißes Wasser
- 2 TL Grüner Tee
- 1 TL Ingwer, gehackt
- Saft einer halben Zitrone
- Honig zum Abschmecken

Zubereitung:

Für den Tee:

- ✓ Gib den Tee und Ingwer in heißes Wasser und stell es zur Seite, während du die Pfannkuchen zubereitest;
- ✓ Gib dann Zitronensaft und Honig dazu.

Für die Pfannkuchen:

- ✓ Vermenge die Mandelmilch, das Ei, die Banane, den Weizen, Backpulver, Backnatron, Salz und Vanille;
- ✓ Besprühe eine Bratpfanne mit Kochspray und erhitze sie auf mittlere Stufe;

✓ Gib ¼ Tasse Teig in die Pfanne und streue Walnüsse darüber, brate den Pfannkuchen 1 Minute auf jeder Seite;

✓ Serviere ihn warm vorzugsweise mit Marmelade, frischen Früchten oder Ahornsirup.

6. GETROCKNETE TOMATENFOCACCIA

Das ist eine gesunde und leckere Alternative. Genieße die Vorteile von Tomaten, zusammen mit Vollkorn, die reich an Ballaststoffen sind. Diese stehen im Zusammenhang, das Risiko an verschiedenen Krebsarten darunter Prostata-, Darm- und Kolorektalkrebs zu erkranken zu senken.

Zutaten:

- ¾ lauwarmes Wasser
- 2 TL Hefepulver
- 1 EL Honig
- 4 EL Olivenöl, getrennt
- 1 ½ Tassen Vollkorn
- 1 TL koscher Salz
- 1 Knoblauchzehe, gehackt
- ½ Tasse getrocknete Tomaten, gehackt
- 1 TL getrockneter Oregano

Zubereitung:

- ✓ Besprühe eine Backform mit Backspray;

- ✓ Vermenge in einer Schüssel Wasser, Hefe und Honig, stelle sie 2 oder 3 Minuten zur Seite;

- ✓ Gib Mehl, Knoblauch und Öl dazu, knete die Mischung 5 Minuten;

- ✓ Verteile den Teig in die vorbereitete Form und stell sie 30 Minuten zur Seite;

- ✓ Heize in der Zwischenzeit den Backofen auf 180°C vor.

- ✓ Streue koscheres Salz, getrocknete Tomaten und Oregano über den Teig und träufle Olivenöl darüber. Backe die Focaccia 10 Minuten.

7.　KONFETTI KOHLKRAUTSALAT

Rotkohl ist reich an Flavonoiden, die das Wachstum präkanzeröser Zellen hemmt, die zu Darm-, Kolorektal- und Prostatakrebs führen. Zusätzlich dazu stecken Karotten voller beta-Carotin, die dafür bekannt sind, verschiedene Krebsarten zu verhindern, darunter auch Prostatakrebs.

Zutaten:

- 2 EL Apfelessig
- 1 TL Honig
- 1 TL Dijon-Senf
- 1 TL Mohnsamen
- 1 TL Olivenöl
- Salz und Pfeffer zum Abschmecken
- 1 Tasse Grünkohl, dünn geschnitten
- 1 Tasse Rotkohl, dünn geschnitten
- ½ Tasse Karotten, geraspelt
- ¼ Tasse Paranüsse, gehackt

Zubereitung:

✓ Vermenge für die Vinaigrette Essig, Honig, Senf, Mohnsamen, Olivenöl, Salz und Pfeffer;

✓ Bereite das Gemüse wie beschrieben zu;

✓ Verteile die Vinaigrette auf das Gemüse und vermische alles;

✓ Bestreue den Salat mit Paranüssen und serviere ihn.

8.   GESUNDES CHILI

Dieses Chili steckt voller Zutaten, die über zahlreiche Nährstoffe verfügen: Kurkuma, Zwiebeln, Karotten, Paprika, Knoblauch, Bohnen, und Tomaten! Alle Zutaten in diesem köstlichen Gericht verbessern deine Gesundheit. Selbst die einfachste von ihnen wie Knoblauch hat erstaunliche Auswirkungen mit vielen Effekten gegen Krebs. Organische Schwefelverbindungen wie Allicin und Alliin fördern den Zelltod von Prostatazellen.

Zutaten:

- 1 EL Öl
- Halbe Zwiebel gehackt
- 2 Lorbeerblätter
- 1 TL Kümmel
- ½ TL Kurkuma
- 2 Stangen Sellerie, gehackt
- 1 Karotte, geschält und gehackt
- 2 Paprika, gehackt
- 1 Chilipeperoni, gehackt

- 2 Knoblauchzehen, gehackt

- 1 Tasse Kidneybohnen, gekocht und abgetropft

- 1 Tasse schwarze Bohnen, gekocht und abgetropft

- 2 Tomaten, gekocht, geschält und gehackt

- 1 Tasse Maiskörner

- 2 EL Chilipulver

- Salz zum Abschmecken

- frisch gemahlener schwarzer Pfeffer

Zubereitung:

✓ Bereite die Zutaten wie beschrieben vor;

✓ Erhitze Öl in einer Bratpfanne und gib die Zwiebeln, Lorbeerblätter, Kümmel, Kurkuma und Salz dazu;

✓ Füge Sellerie, Paprika und Knoblauch bei und lass alles 5 Minuten köcheln;

✓ Vermenge die Tomaten, das Chilipulver, den schwarzen Pfeffer und die verschiedenen Bohnen. Bringe sie zum Kochen und lass alles etwa 20 Minuten köcheln;

✓ Rühre die Maiskörner unter und koche die Mischung weitere Minuten;

✓ Serviere das Chili warm.

9. MÄCHTIGER BROKKOLI

Unter den Kreuzblütlern ist Brokkoli bekannt dafür, präkanzeröse Zellen bei ihrer Entwicklung zu malignen Tumoren zu hindern. Wissenschaftliche Studien haben gezeigt, dass er eine starke Abwehr darstellt gegen Lungen-, Prostata-, Brust-, Leber- und Eierstockkrebs.

Zutaten:

- Olivenöl
- 2 Knoblauchzehe, gehackt
- 1 EL Ingwer, gehackt
- 4 Tassen Brokkoliröschen
- 1 Zwiebel
- 2 EL Honig
- 1 EL Apfelessig
- Koscheres Salz zum Abschmecken
- Frisch gemahlener schwarzer Pfeffer zum Abschmecken

Zubereitung:

- ✓ Heize den Backofen auf 200°C vor. Bedecke ein Backblech mit Olivenöl;

- ✓ Vermenge den Knoblauch, die Brokkoliröschen und das Salz, verteile es auf das Backblech und backe das Gemüse 5 Minuten

- ✓ Erhitze in der Zwischenzeit Olivenöl in einer Bratpfanne auf mittlerer Stufe und sautiere die Zwiebeln mit einer Prise Salz, bis sie weich sind

- ✓ Gib Knoblauch und Ingwer hinzu, verrühre alles;

- ✓ Füge Honig und Essig bei und drehe die Hitze ab;

- ✓ Arbeite den Brokkoli ein, sobald er fertig ist und verrühre alles;

- ✓ Serviere und genieße.

10.   VEGGIE LASAGNE

Diese vegetarische Lasagne ist der perfekte Ersatz für Fertigpasta und sie beschert dir außerdem die positiven Nebenwirkungen von Pilzen, die viele Polysaccharide und Lentin – beides gegen Krebs wirkende Inhaltsstoffe – beinhalten.

Zutaten:

- 1 EL Olivenöl
- 2 Knoblauchzehen, gehackt
- 2 Tassen Pilze
- 2 Tassen Babyspinat
- 1 Tasse Bio-Tomatensauce
- 2 bis 3 Zucchini, dünne Scheiben
- Salz und Pfeffer zum Abschmecken

Zubereitung:

- ✓ Heize den Backofen auf 190°C vor;
- ✓ Erhitze in einer Bratpfanne Olivenöl und gib den Knoblauch, die Pilze, Salz und Pfeffer dazu. Koche alles einige Minuten;

✓ Arbeite den Babyspinat und die Tomatensauce unter. Koche sie 3 bis 4 Minuten;

✓ Löffle etwas Sauce auf den Boden einer Backform und verteile die Zucchinischeiben darauf, wiederhole den Vorgang, bis alle Zutaten verbraucht sind;

✓ Backe die Lasagne 20 Minuten;

✓ Lass sie im Anschluss einige Minuten ruhen und serviere sie dann.

11.   SCHMACKHAFTER PAPAYASALAT

Dieser exotische Salat hebt den Nutzen der Papaya, einer reichen Quelle an Vitamin C und Folsäure, hervor. Diese Frucht senkt nachweislich die Absorption von Krebs verursachenden Nitrosaminen in Fertiggerichten und verhindert verschiedenen Krebsarten wie Eierstock- und Prostatakrebs.

Zutaten:

- 1 Knoblauchzehe, gehackt
- Koscheres Salz zum Abschmecken
- 2 EL Weinessig
- 2 EL Honig
- 2 TL Sriracha Chilisauce
- 1 harte Papaya, entkernt und geschnitten
- 1 rote Zwiebel, gewürfelt
- 1 TL Paprika
- Frisch gemahlener schwarzer Pfeffer zum Abschmecken

Zubereitung:

- ✓ Vermische die Papaya und die Zwiebeln

- ✓ Vermenge in einer mittleren Schüssel Knoblauch, Salz, Essig, Honig, Sriracha Chilisauce, Paprika und gemahlener Pfeffer;

- ✓ Verteile die Mischung über die Papaya und Zwiebeln und rühre gut um;

- ✓ Serviere den Salat und genieße ihn.

12.   VEGGIE CURRY

Dieses Veggie-Curry wird dich umhauen. Du wirst all die Vitamine zu dir nehmen, die du im Kampf gegen Krebs benötigst. Das Curry versorgt dich mit Lignan, Flavonoiden, beta-Carotin, Lycopin und anderen Inhaltsstoffen, die deiner Gesundheit zuträglich sind und dich vor einer Vielzahl von Krankheiten bewahren.

Zutaten:

- Halbe Zwiebel, gehackt
- 2 Knoblauchzehen, zerdrückt
- 1 EL Ingwer, geraspelt
- ¼ getrocknete Tomaten, gehackt
- 1 EL Olivenöl
- 1 TL Kümmel
- ½ TL Kurkuma
- ½ TL Koriander
- 2 EL Linsen
- 3 EL Kokosmilch
- 1 EL gemahlene Leinsamen

- ½ Tasse Garbanzobohnen, gekocht und abgetropft
- ½ Tasse pürierter Kürbis
- Salz und Pfeffer zum Abschmecken
- Frischer Koriander als Garnitur

Zubereitung:

✓ Vermenge die Zwiebel, Knoblauch, Ingwer, Kürbis und Tomaten, bi sein Püree entsteht.

✓ Erhitze Öl in einer Bratpfanne und gib Kümmel, Kurkuma und Koriander dazu, arbeite dann die Mischung und bringe sie zum Kochen;

✓ Reduziere die Hitze und füge die Linsen und Kokosmilch bei, lass alles 5 Minuten köcheln;

✓ Rühre die Garbanzobohnen und die Leinsamen unter und koche alles weitere 3 bis 5 Minuten;

✓ Serviere das Curry und garniere es mit frischem Koriander.

13.   KECKE SUPPE

Diese kecke Suppe repräsentiert eine neue Geschmacksrichtung und betont gleichzeitig die Qualität von Kürbissen, die reich an Carotinoiden, Lycopin und Lutein sind. Diese fördern das Wachstum von Immunzellen und deren Fähigkeit Krebszellen anzugreifen. Auf der anderen Seite sind Äpfel reich an Antioxidantien und Flavonoiden.

Zutaten:

- 3 Tassen pürierter Kürbis
- 2 große rote Äpfel
- 2 EL Olivenöl
- 2 Tassen Hühnerbrühe
- ½ TL Zimt
- Salz und Pfeffer zum Abschmecken
- ¼ gehackte Paranüsse als Garnitur

Zubereitung:

- ✓ Erhitze Öl in einer Bratpfanne und brate die Apfelscheiben mit Zimt an, bis sie langsam karamellisieren;
- ✓ Rühre das Kürbispüree unter, dann die Hühnerbrühe, Salz und Pfeffer. Koche alles 7 Minuten;
- ✓ Lass die Suppe einige Minuten abkühlen und püriere sie anschließend;
- ✓ Erhitze sie dann bei Bedarf nochmals;
- ✓ Serviere die Suppe mit Paranüssen.

14. GRÜNER TEE-AVOCADO-EIS

Dieses Eis steckt voller Vitamine. Die Grundlage bildet Avocado, die reich an Antioxidantien ist, die freie Radikale angreifen. Dieses kreative Gericht verbindet Avocado und Matcha (ein grünes Teepulver aus Japan), was zu einem völlig neuen Geschmackserlebnis beim Eis essen führt.

Zutaten:

- 2 Avocados, geschält und gefroren
- ½ Tasse Mandelmilch
- ½ Tasse Kokosmilch
- 2 EL Matchapulver
- ¼ Tasse Datteln, gehackt
- Prise gemahlener Kardamom

Zubereitung:

- ✓ Vermenge Mandelmilch, Kokosmilch, Datteln, Kardamom und Matchapulver. Gib nach Belieben 1 bis 2 EL Honig dazu;
- ✓ Rühre die gefrorene Avocado unter, bis eine cremige Masse entsteht;

✓ Serviere direkt im Anschluss oder stell das Eis über Nacht in die Kühltruhe.

15.   MATCHA-MUFFIN-GENUSS

Wir haben bereits über die wohltuenden Wirkungen von grünem Tee gesprochen, Matcha ist eine unglaubliche Form davon. Um seine Vorteile zu genießen, verwende es in Gerichten zum Beispiel um leckere Dessert wie diesen hier zu zaubern. Dieses grüne Teepulver aus Japan ist eine reiche Quelle an Polyphenole und Catechin, die dafür bekannt sind Metastasen zu verhindern. Die dunkle Schokolade entfaltet zusätzlich ihren Geschmack, während sie gleichzeitig voller Antioxidantien steckt.

Zutaten:

- 2/3 Mandelmilch
- 2 EL Cideressig
- 1 EL gemahlene Leinsamen
- 3 EL Canola-Öl
- 1/3 Honig
- Halbe Banane, zerdrückt
- 1 ½ Vollkornmehl
- 2 TL Backpulver

- ½ TL Salz

- 2 EL Matchapulver

- Dunkle Schokoladenflocken (70% Kakao)

Zubereitung:

✓ Heize den Backofen auf 180°C vor und bereite eine Muffinform vor;

✓ Vermenge die Mandelmilch, Essig und Leinsamen. Stelle sie 5 Minuten zur Seite;

✓ Rühre Öl, Honig und die Banane unter;

✓ Vermische in einer großen Schüssel Mehl, Backpulver, Salz und Matchapulver;

✓ Füge die flüssige Mischung der Mehlmischung bei und vermische alles, bi seine einheitliche Masse entsteht (übertreibe es aber nicht);

✓ Gib die Schokolade bei und rühre sie unter;

✓ Befülle ¾ der Muffinform mit dem Teig und backe ihn etwa 15 bis 18 Minuten.

16.   PILZE MIT GRÜNER FÜLLUNG

Dieses Gericht kombiniert die mächtigen Eigenschaften von Pilzen, Knoblauch, Spinat, Paprika und Zwiebeln. Daneben werden auch Algen (Wakame) darin verarbeitet, die aus Moleküle bestehen, die die Ausbreitung von Krebs in Brust, Darm und Prostata verhindern.

Zutaten:

- 2 große Portobello Pilzköpfe
- 2 EL Olivenöl, getrennt
- 1 Knoblauchzehe
- 1 Tasse Babyspinat
- 1 Tasse grüne Paprika, in Streifen
- 1 kleine Zwiebel, gewürfelt
- ½ getrocknete Wakame
- 1 bis 2 EL Austernsauce
- Salz und Pfeffer zum Abschmecken
- Sesamsamen als Garnitur

Zubereitung:

- ✓ Heize den Backofen auf 200°C vor und fette ein Backblech ein;

- ✓ Rehydriere die Wakame nach Packungsanweisung;

- ✓ Erhitze Öl in einer großen Bratpfanne und brate darin die Paprika und die Zwiebeln an, bis sie zart sind;

- ✓ Füge Spinat und Knoblauch bei, sautiere sie 1 Minute und gib die Austernsauce, Salz und Pfeffer dazu, Koche alles weitere 3 bis 4 Minuten;

- ✓ Nimm die Pfanne vom Herd, rühre die abgetrocknete Wakame ein.

- ✓ Serviere die Pilze und streue Sesamsamen darüber.

17. SAUTIERTE GARNELE & WEIZENBEERE

Neben all den Nutzen, die du aus Brokkoli, Knoblauch, Zwiebeln, Frühlingszwiebeln und Endiviensalat ziehen kannst, wird in diesem Rezept außerdem Weizenbeeren verwendet, die Weizenkeime, Thiamin, Folate, Zink und andere Inhaltsstoffe beinhalten. Diese stellen eine ausgewogene Ernährung sicher und bewahren deinen Körper von verschiedenen Krankheiten.

Zutaten:

- 1 Tasse Weizenbeeren
- 4 EL Wasser
- 2 EL Honig
- 2 EL Reisessig
- 2 Knoblauchzehe, gehackt
- 2 Tassen Brokkoliröschen
- 1 rote Zwiebel, gewürfelt
- 1 Frühlingszwiebeln, in Scheiben
- 1 Brüssler Endivie, geputzt
- 2 Tassen rohe Garnelen

- 2 EL Olivenöl

- Salz und Pfeffer zum Abschmecken

Zubereitung:

✓ Bereite die Weizenbeeren nach Packungsanweisung zu, trockne sie ab und lass sie abkühlen;

✓ Vermenge in der Zwischenzeit Wasser, Honig, Essig und Knoblauch;

✓ Erhitze eine eingeölte Bratpfanne und sautiere die abgetropften Weizenbeeren bei hoher Hitze, bis sie knusprig sind. Rühre gelegentlich um und gib sie anschließend in eine Schüssel;

✓ Sautiere in der gleichen Bratpfanne einige Minuten den Brokkoli, füge die Zwiebeln und Endivie, Salz und Pfeffer bei, koche alles 5 Minuten;

✓ Arbeite die Garnelen ein und lass sie kochen. Gib die flüssige Mischung dazu und rühre s2 Minuten unter;

✓ Füge die Weizenbeeren bei und rühre alles gut um;

✓ Serviere das Gericht und garniere es mit den Frühlingszwiebeln.

18.   QUINOA SALAT

Das Gericht beliefert dich mit vielen Pflanzenstoffen, Lycopin und Allicin, die deinen Körper nicht nur vor Krankheit bewahren, sondern im auch im Kampf gegen karzinogene Zellen unterstützen, indem sie letztere daran hindern sich im Körper auszubreiten. Quinoa versorgt dich außerdem mit einer großen Menge an Ballaststoffen.

Zutaten:

- ¾ Tasse ungekochte Quinoa
- 1 Tasse Bio-Hühnerbrühe
- ½ Tasse getrocknete Tomaten, gehackt
- 1 Knoblauchzehe, zerdrückt
- 2 Tassen Kohl
- 2 Tassen Rotkohl
- 1 Avocado, geschält, entkernt und gehackt
- 1 EL Olivenöl
- 1 EL Balsamicoessig
- 3 EL Paranüsse, gehackt
- Salz und Pfeffer zum Abschmecken

Zubereitung:

- ✓ Bringe die Hühnerbrühe zum Kochen und gib Quinoa, Salz und Pfeffer dazu. Lass die Brühe 10 Minuten kochen, bis die Quinoa weich ist und die gesamte Flüssigkeit absorbiert hat;

- ✓ Sautiere auf hoher Stufe in einer gefetteten Bratpfanne den Knoblauch, Kohl, Salz und Pfeffer. Rühre gelegentlich um;

- ✓ Rühre die Quinoa unter und vermische sie mit den getrockneten Tomaten;

- ✓ Serviere die Quinoa mit den Avocados und träufle etwas Balsamicoessig darüber.

19.   GRÜNE SUPPE KICK

Lade dein System mit dieser grünen Suppe auf, die vollgepackt mit Gemüse ist. Diese beinhalten beta-Carotin, Vitamine und viele Antioxidantien, die die Produktion protektiver Enzyme steigert, die die Gefäßneubildung von Krebszellen verhindert. Die Paranüsse verfügen über Selen, die in Zusammenhang mit Krebsbehandlungen stehen.

Zutaten:

- Halber Lauch, in Scheiben
- 1 Knoblauchzehe, gehackt
- 2 Tassen Brokkoliröschen
- 2 Tassen Spargel, in Streifen
- 1 Tasse Erbsen
- 5 Tassen Bio-Gemüse- oder Hühnerbrühe
- 1 bis 2 TL Sriracha Chilisauce
- Saft einer halben Zitrone
- Salz und frisch gemahlener Pfeffer zum Abschmecken
- Gehackte Paranüsse als Garnitur

Zubereitung:

- ✓ Erhitze eine gefettete Bratpfanne und sautiere den Lauch 5 Minuten, gib Knoblauch hinzu und koche alles eine weitere Minute;

- ✓ Füge die Brühe, die Brokkoliröschen, den Spargel und die Erbsen bei, lass alles 7 Minuten köcheln;

- ✓ Püriere die Suppe und würze sie mit Sriracha Chilisauce, dem Zitronensaft, Salz und Pfeffer;

- ✓ Serviere und garniere sie mit gehackt en Paranüssen.

20. FRÜCHTERIEGEL

Stille deine Bedürfnisse mit diesen gesunden Frucht-Nuss-Riegeln, die reich an Omega-3-Fetsäuren und vielen gegen Krebs wirkende Substanzen sind, die in Pfirsichen zu finden sind. Au der anderen Seite steckt Ananas voller Bromelain, ein wichtiger Inhaltsstoff, der Krebs besser bekämpft als jede Chemotherapie.

Zutaten:

- 1 ½ Tasse Mandelmehl
- 1 ½ Tasse Hafermehl
- ½ Tasse Honig
- 2 EL Canola-Öl
- 3 Tassen Pfirsiche, in Stücke
- 1 Tasse Nektarinen, in Stücke
- 1 Tassen Ananas, in Stücke
- 1 Tassen Kirschen
- ½ Tasse Orangensaft
- ½ Tasse Granatapfelsaft
- 2 TL granulierte Götterspeise

Zubereitung:

✓ Heize den Backofen auf 200°C vor und fette eine Backform ein;

✓ Vermische das Mandelmehl, das Hafermehl, Honig und Canola-Öl, bis sich Klumpen bilden;

✓ Verteile den Teig in die Backform und drücke ihn leicht an, backe ihn 10 Minuten, bis er braun ist;

✓ Bereite in der Zwischenzeit die Füllung zu. Erhitze dazu eine eingefettete Bratpfanne bei mittlerer Hitze, rühre die gesamten Früchte und Säfte unter und lass alles 5 Minuten köcheln;

✓ Verrühre die Götterspeise mit kaltem Wasser;

✓ Nimm die Füllung vom Herd und lass sie 5 Minuten abkühlen. Rühre die hydrierte Götterspeise unter und mische alles durch;

✓ Verteile die Füllung auf dem gebackten Boden und stelle sie über Nacht kalt;

✓ Schneide die Riegel in Stücke und genieße sie.

21.   GESÜNDESTE TOMATENSAUCE

Diese sehr gesunde Tomatensauce versorgt deinen Körper mit den Vorteilen von Lycopin der Tomaten. Dieses Rezept wird mit verschiedenen Gemüsesorten zubereitet, die über ein hohes Maß an Ballaststoffen verfügen. Indem du sie vermischst, erhältst du das Beste von allen Zutaten.

Zutaten:

- 3 EL Olivenöl
- 3 Knoblauchzehen, gehackt
- 1 große Zwiebel, in Scheiben
- 1 große Karotte, in Scheiben
- 1 grüne Paprika, in Streifen
- 1 Zucchini, in Scheiben
- 1 Tasse Bio-Hühnerbrühe
- 1kg Tomaten
- 2 TL Paprikapulver
- 3 TL getrocknete Oregano
- 3 getrocknete Lorbeerblätter
- 3 getrocknete Basilikumblätter

- Salz und Pfeffer zum Abschmecken

Zubereitung:

✓ Erhitze Öl in einer großen Bratpfanne und gib Paprika, Oregano, Lorbeer- und Basilikumblätter hinzu. Rühre alles weniger als 1 Minute um und füge die Karotten und die Paprika bei. Koche alles 3 Minuten und gib Zwiebeln, Knoblauch und Zucchini, Salz sowie Pfeffer dazu. Koche alles 8 bis 10 Minuten. Entferne im Anschluss die Lorbeer- und Basilikumblätter;

✓ Bringe in der Zwischenzeit Wasser in einem Kochtopf zum Kochen und füge die Tomaten bei. Koche sie 5 bis 7 Minuten, bis die Schale sich ablöst. Drehe dann die Hitze ab und gib kaltes Wasser dazu. Wenn die Tomaten abgekühlt sind, schäle die Tomaten und schütte das verbleibende Wasser ab;

✓ Sobald die Tomaten geschält sind, verrühre sie mit Hühnerbrühe und gib das Gemüse dazu. Lass alles 20 Minuten köcheln. Rühre gelegentlich um;

✓ Bei Bedarf kannst du alle Zutaten pürieren, so dass eine homogene Masse entsteht. Gib ein oder zwei Anchovis hinzu, um die Pizzasauce zu perfektionieren.

22.   VOLLKORNPIZZA-TEIG

Wusstest du, dass es eine Möglichkeit gibt, Pizza zu genießen und dich dabei gesund zu ernähren? Weil wir alle Pizza lieben, wollen wir dir hiermit zeigen, wie du einen gesunden Pizzateig zubereitest, der jeden fertigen Teig in den Schatten stellt. Für einen verbesserten Geschmack und Leistungen bedecke den Teig mit Tomatensauce, Mandelkäse (oder anderer fettfreier Käse) und deinen Lieblingsbelägen.

Zutaten:

- 3 Tassen Vollkornmehl
- 1 EL Hefepulver
- 1 TL koscheres Salz
- 1 Tasse lauwarmes Wasser
- 1 EL Olivenöl
- 1 EL Honig

Zubereitung:

- ✓ Vermenge in einer großen Schüssel alle trockenen Zutaten;

✓ Vermische in einer kleinen Schüssel die flüssigen Zutaten und verteile sie in die Mehlmischung, bis ein einheitlicher Teig entsteht und forme eine Kugel;

✓ Überführe den Teig in eine saubere und eingefettete Schüssel und bedecke sie mit einer Plastikfolie. Lass ihn 1 Stunde ruhen oder bis er sich verdoppelt hat;

✓ Steche den Teig mit einer Holzgabel ein, bilde zwei oder drei Lagen und lass sie weitere 30 Minuten ruhen;

✓ Wenn der Teig fertig ist, verwende ein Nudelholz um ihn dünn auszurollen und belege den Teig mit deinen Lieblingsbelägen.

✓ Backe ihn bei 210°C für 10 bis 13 Minuten.

23. HIMBEER-CRUMBLES

Dieses dekadente Dessert schmeckt unglaublich und stillt deine Bedürfnisse nach Süßem. Zudem versorgt er dich mit einer großen Menge an Nährstoffen und Inhaltsstoffen, die die Ausbreitung von Krebs verhindern. Dazu gehören beispielsweise Ellagsäure, die in Himbeeren zu finden sind. Diese stimulieren den Zelltod, wodurch eine natürliche antikarzinogene und antimutagene Wirkung entsteht.

Zutaten:

- 2 Tassen Himbeeren
- 2 EL Honig, getrennt
- 3 EL Vollkornmehl, getrennt
- 1 EL Granatapfelsaft
- ½ Haferflocken
- ¼ Tasse gehackte Mandeln
- ½ TL Zimt
- 1 EL Canola-Öl

Zubereitung:

- ✓ Heize den Backofen auf 200°C vor;

- ✓ Vermenge die Himbeeren, 1 EL Honig, Granatapfelsaft und 1 EL Mehl. Verteile die Mischung auf 4 Auflaufförmchen;
- ✓ Vermische die Haferflocken, Mandeln, Zimt, den restlichen Honig und Mehl, Öl und verrühre alles. Streue die Mischung über die Früchte;
- ✓ Backe sie 20 Minuten, lass sie 15 Minuten abkühlen, bevor du die Crumbles servierst.

24. MINI CALZONE

Wir wollen dir zeigen, dass eine gesunde Ernährung köstliches Essen nicht ausschließt. Daher haben wir hier eine Mini Calzone für dich, eine perfekte Wahl für ein Familienessen, mit der du trotzdem deinen Ernährungsplan berücksichtigst.

Zutaten:

- 1 Kugel selbstgemachter Vollkornpizza-Teig
- 1 Tasse Tomatensauce
- ½ Tasse Mandelkäse
- ½ Tasse frischer Basilikum
- 1 Tasse Babyspinat
- Halbe rote Zwiebel
- ¼ Tasse schwarze Oliven
- 1 TL getrockneter Oregano
- 1 TL getrockneter Knoblauch
- 1 TL getrockneter Thymian
- 1 TL roter Pfeffer
- ½ TL gemahlener schwarzer Pfeffer

- 2 EL Olivenöl

- 1 Ei

Zubereitung:

✓ Heize den Backofen auf 200°C vor.

✓ Schneide den Teig in 4 Stücke, breite sie auf einer bemehlten Arbeitsfläche aus und stelle 4 kleine Pizzen her;

✓ Verrühre die Zutaten der Füllung;

✓ Löffle ein oder zwei EL der Füllung auf jede Pizzahälfte und forme daraus einen Halbmond;

✓ Drücke die Enden zusammen;

✓ Bedecke sie mit dem geschlagenen Ei und streue etwas koscheres Salz darüber;

✓ Backe die Calzone 18 Minuten.

25.   GESUNDE KÜCHLEIN MIT THUNFISCH

Bei diesem Gericht setzen wir den Fokus auf die Omega-3-Fettsäuren, die in Thunfischfilets zu finden sind. Die gegen Entzündungen wirkende und antioxidantische Eigenschaften des Ingwers, genauso wie des Olivenöls verfügen über ausreichend Antioxidantien und Vitamine für den täglichen Bedarf.

Zutaten:

- 2 Thunfischfilets, ohne Haut
- 1 EL Currypaste
- 1 EL frische Ingwer, geraspelt
- 1 EL frischer Dill, gehackt
- 1 EL frischer Koriander, gehackt
- 1 TL Olivenöl
- Salz und Pfeffer zum Abschmecken

Zubereitung:

- ✓ Verrühre in einer Küchenmaschine die Thunfischfilets, die Currypaste, Ingwer, Dill, Koriander, Salz und Pfeffer;

✓ Gib die Mischung in eine Schüssel und bilde daraus Burger;

✓ Brate die Burger in einer eingefetteten Bratpfanne 4 Minuten auf jeder Seite.

✓ Serviere sie mit Vollkornbrot und vorzugsweise mit Salat.

26. SÜß & SCHARFER LACHS

In diesem Gericht kombinieren wir die Süße und die Schärfe von Mango und Jalapeño-Peperoni. Mangos stecken voller Vitamine und beta-Carotin, während Jalapeños reich an Capsaicin sind, das Substanzen neutralisiert, die Krebs verursachen.

Zutaten:

- 2 Lachsfilets
- 1 große Mango, geschält und in Stücke
- 1 rote Jalapeño-Peperoni, entkernt und gehackt
- 1 frisches Zitronengras, gehackt
- 1 EL Reisessig
- 1 EL Honig
- 2 EL Olivenöl, getrennt
- Salz und Pfeffer zum Abschmecken

Zutaten:

- ✓ Reibe die Filets mit Salz und Pfeffer ein;
- ✓ Vermenge die Mango, die Jalapeño, Zitronengras, Essig und Honig;

✓ Erhitze 1 EL Öl in einer Bratpfanne, gib den Lachs dazu und brate ihn 3 Minuten von jeder Seite an; stell ihn zur Seite;

✓ Erhitze das verbleibende Öl in einer Bratpfanne und brate die Mango Mischung 3 oder 4 Minuten an. Füge den Lachs bei und bedecke ihn mit Säften und Früchten;

✓ Nimm den Topf vom Herd und serviere den Lachs;

27.   FEIGENSALAT

Feigen sind wunderbare Früchte, um Krebs zu bekämpfen und zu verhindern. Dank seiner Derivate wie Benzaldehyd, lassen Feigen nachweislich Tumore schrumpfen. Zudem handelt es sich bei ihnen um großartige Bakterientöter.

Zutaten:

- 4 Feigen, gehackt
- 4 Tassen Romanasalat, geputzt
- ½ Basilikumblätter
- ¼ Pekannüsse, gehackt
- 3 EL Cideressig
- 2 EL Feigengewürz
- 1 EL Olivenöl
- Salz und Pfeffer zum Abschmecken

Zubereitung:

- ✓ Vermenge in einer Schüssel Essig, das Gewürz, Öl, Salz und Pfeffer;
- ✓ Verrühre die verbleibenden Zutaten in einer großen Schüssel;

✓ Verteile das Dressing über den grünen Salat und vermische alles;

✓ Garniere den Salat mit einer Feige und streue etwas gehackten Pekannüsse darüber.

28.　BUNTE SPIEßE

Spieße sind eine unterhaltsame Koch- und Essweise. In diesem Fall handelt es sich um farbenfrohe Spieße voller Vitamine und beta-Carotin, die man in Paprika vorfindet. Zudem beliefern sie deinen Körper mit Bromelain aus Ananas. Wie zuvor erwähnt, bekämpft dieser Inhaltsstoff Krebs sehr effizient und ist wirksamer als viele Chemotherapien.

Zutaten:

- 1 rote Paprika, in Streifen
- 1 grüne Paprika, in Streifen
- 1 gelbe Paprika, in Streifen
- 1 rote Zwiebel, gewürfelt
- 2 Tassen gehackte Ananas
- 2 EL Olivenöl
- 1 Zitronensaft
- 2 Knoblauchzehen, gehackt
- 1 TL Paprikapulver
- Salz und Pfeffer zum Abschmecken

Zubereitung:

- ✓ Bereite alle Zutaten wie beschrieben zu und spieße sie auf. Variiere dabei die Reihenfolge der Zutaten;
- ✓ Vermenge die Zitrone, den Knoblauch, die Paprika, Öl, Salz und Pfeffer;
- ✓ Bedecke die Spieße mit der Marinade und mariniere sie 30 Minuten;
- ✓ Grille die Spieße 10 bis 15 Minuten.

29.   EINFACHE KNOBLAUCHSUPPE

Wie bereits zuvor erwähnt, sind die gegen Krebs wirkende Eigenschaften von Knoblauch sehr vielfältig. Sie stärken das Immunsystem und helfen dem Organismus Krebs zu bekämpfen und karzinogene Zellen zu blockieren. Studien haben gezeigt, dass Knoblauch das Risiko an Darm- und Prostatakrebs zu erkranken senkt.

Zutaten:

- 6 EL Olivenöl

- 1 Knoblauchzehe

- 2 EL Vollkornmehl

- 4 Tassen Bio-Hühnerbrühe

- getrocknete Thymian

- getrocknete Oregano

- getrockneter Basilikum

- Salz und Pfeffer zum Abschmecken

Zubereitung:

- ✓ Halbiere den Knoblauch, aber schäle ihn nicht;

✓ Erhitze eine eingefettete Bratpfanne auf mittlerer Stufe und lege den Knoblauch mit der flachen Seite hinein. Brate ihn, bis er weich und leicht braun ist. Du kannst ihn anschließend sehr leicht schälen;

✓ Nimm den Knoblauch aus der Pfanne und zerdrücke ihn in das Mehl, damit sich der Geschmack voll entfalten kann. Verrühre alles, bis eine Paste entsteht;

✓ Stell die Mischung auf den Herd und gib die heiße Brühe hinzu. Füge Thymian, Oregano,
Basilikum, Salz und Pfeffer bei. Koche alles, bis die Mischung die gewünschte Konsistenz erreicht.

30. THUNFISCHSALAT

Noch einmal wollen wir die besonderen Eigenschaften von Thunfisch und seinen Omega-3-Fettsäuren hervorheben, aber dieses Mal kombinieren wir ihn mit Radieschen, die reich an Anthocyanen sind. Diese sind mächtige, gegen Krebs wirkende Moleküle, die die Entwicklung von karzinogenen Zellen verhindern.

Zutaten:

- 2 Thunfischfilets
- 1 rote Paprika
- 1 rote Zwiebel
- 2 Tomaten
- 3 Tassen Romanasalat
- 2 Tassen Radicchio
- 1 Tasse Radieschen, in Scheiben
- 3 EL Griechischer Joghurt
- 1 Zitronensaft
- 2 EL Olivenöl
- ½ TL Senfkörner, gemahlen

- Salz und Pfeffer zum Abschmecken

Zubereitung:

- ✓ Vermenge den Joghurt, Öl, Zitrone, Senfkörner, Salz und Pfeffer;
- ✓ Mische in einer großen Schüssel Paprika, Zwiebeln, Tomaten, Salat, Radicchio und Radieschen;
- ✓ Zerkleinere den Thunfisch und rühre ihn unter die Salatmischung;
- ✓ Beträufle ihn mit Dressing und vermenge alles.

31.   BASILIKUM-RUCOLA-PESTO

Mit diesem Pesto kannst du eine köstliche und gesunde Pizza oder Pasta zaubern. Dank der ätherischen Öle im Basilikum, die Teil der Terpene ist, wird der Zelltod gefördert und reduziert dadurch die Ausbreitung von karzinogenen Zellen.

Zutaten:

- 4 Tassen frischer Basilikum
- 1 ½ Tasse frischer Rucola
- 3 Knoblauchzehen
- ½ Paranüsse
- Saft einer halben Zitrone
- ¼ TL Zitronenschale
- 4 EL Hühnerbrühe
- ¼ Tasse Olivenöl
- Salz und Pfeffer zum Abschmecken

Zubereitung:

- ✓ Gib alle Zutaten in die Küchenmaschine und verrühre sie gut.

32. GESUNDES SANDWICH

Alkaline wie Alfalfa und Avocado halten den pH-Wert des Blutes auf einem gesunden Niveau. Dies ist wichtig für die Abwehr und die Behandlung von Krebs.

Zutaten:

- 4 Scheiben Vollkornbrot
- 200gr geräucherter Lachs
- 1 Tasse Alfalfa
- 1 Tasse Wasserkresse
- 1 Avocado, zerdrückt
- 3 EL Griechischer Joghurt
- 2 EL Olivenöl
- Salz und Pfeffer

Zubereitung:

- ✓ Zerdrücke die Avocado und mische sie mit Joghurt, Öl, Salz und Pfeffer;
- ✓ Bestreiche die Brotscheiben mit der Avocado-Mischung;

✓ Arrangiere den Lachs, Alfalfa und die Wasserkresse und belege das Brot damit.

33.   SAFTIGER REINIGER

Ein Smoothie aus frischem Gemüse versorgt dich mit einer nicht zu unterschätzenden Menge an Enzymen und Antioxidantien, die die Verdauung fördern. Die gut erforschten Eigenschaften von Ananas, Ingwer, Zitronen und Bienenblütenpollen machen den Saft zu einer perfekten Mischung zur Abwehr von Krebs.

Zutaten:

- 1 Tasse Wasser
- Halbe Gurke
- 1 Tasse gehackte Ananas
- 1 Stangen Sellerie
- 1 Zitronensaft
- 1 TL Ingwer, geraspelt
- 1 TL Bienenblütenpollen
- 1 EL Honig
- 2 EL gehackte Mandeln

Zubereitung:

- ✓ Wasche und schäle die Früchte;

✓ Vermische alle Zutaten;

✓ Serviere sie in einer großen Schüssel und genieße den Smoothie direkt im Anschluss.

WEITERE WERKE DES AUTORS

70 Effective Meal Recipes to Prevent and Solve Being Overweight: Burn Fat Fast by Using Proper Dieting und Smart Nutrition

By

Joe Correa CSN

48 Acne Solving Meal Recipes: The Fast and Natural Path to Fixing Your Acne Problems in Less Than 10 Days!

By

Joe Correa CSN

41 Alzheimer's Preventing Meal Recipes: Reduce or Eliminate Your Alzheimer's Condition in 30 Days or Less!

By

Joe Correa CSN

70 Effective Breast Cancer Meal Recipes: Prevent and Fight Breast Cancer with Smart Nutrition and Powerful Foods

By

Joe Correa CSN

www.ingramcontent.com/pod-product-compliance
Lightning Source LLC
Chambersburg PA
CBHW062151020426
42334CB00020B/2568